VOLUME 46

SIE SOLLTEN KEIN FLEISCH ESSEN

DAS MOTIV IST CHEMISCH

Erste Auflage

Carlos L. Partidas

DEDICATORY

AUF DAS RECHT, DAS ALLE TIERE HABEN
ZU LEBEN UND FREI AUF DIESEM PLANETEN ZU SEIN

INHALT

ANERKENNUNG

FÜR ALLE TIERE EINSCHLIESSLICH DER MENSCHEN, DENN
WIR ALLE ENERGETISCHE UND GENETISCHE BRÜDER SIND

1

ENERGIEGELADENE BRÜDER

Die elektronische Materie des Körpers ist veränderbar; da alle Arten von Materie aus Energie stammen; und elektronische Energie wird in elektronische Materie umgewandelt, wie durch Albert Einsteins Gleichung $M=E/C^2$ beschrieben. Während die magnetische Energie zur Energie wurde, die in der Form des Geistes zusammengebracht wurde. Also, die Energie des Geistes, weil sie Energie ist und keine Materie bildet, ändert sich nicht mit der Zeit. Das heißt, dass die Materie, die den Körper aller Lebewesen bildet, und die gesamte Materie, die im Universum existiert, aus der elektronischen Energie stammt, die mittels der integrierenden Kräfte der Gluonen zusammengeklebt wurde. Daher wird die elektronische Energie E zur Masse M; und die Masse M wird wieder zu Energie, wenn sich die Masse M mit einer Geschwindigkeit nahe der Lichtgeschwindigkeit bewegt. Aber sobald die Materie verklumpt ist, ist es unmöglich, dass sie sich spontan auflöst und wieder zu Energie wird, denn Materie kann sich nicht so schnell wie ein Lichtstrahl bewegen.

Nehmen wir an, dass Albert Einstein nur das Phänomen der elektronischen Energie analysieren konnte, da wir elektronische Energie nur sehen können, wenn elektronisches Licht auf die raue Oberfläche von Objekten trifft und abprallt. Manche Menschen können die magnetische Energie der Geister nicht sehen; obwohl es für Kinder normal ist, die magnetische Energie der Geister zu sehen. M ist die elektronische Masse oder die reale Masse in Albert Einsteins Gleichung; das heißt, die gesamte Masse des Universums; aber es ist eine relative Masse, da die Masse M aus einer Menge von Anfangsmasse gebildet worden sein musste; und die anfängliche Masse des Universums m_0, wurde aus der Bewegung eines Quants von Energie gebildet.

Wir haben also die Gleichung von Albert Einstein erweitert, indem wir die imaginären Zahlen verwenden; daher ist die Anfangsmasse m_0 mit der großen Geschwindigkeit v verbunden, mit der das erste energetische Teilchen um sich selbst rotierte. Und dieser Hochgeschwindigkeits-Spin ist durch die Form $v=m_0C^3/E$ verwandt; oder, $m_0=Ev/C^3$. So, dass das erste Teilchen, das gebildet wurde, hatte eine Masse äquivalent zu m_0. Aber dieses Teilchen, das diese anfängliche Masse erworben hat, haben wir es als ein Almatrino zu definieren. Oder ein Almatrino, es ist das kleinste Elementarteilchen, das sich schneller bewegen kann als die Photonen des Lichts; das heißt, das Licht, das Albert Einstein beobachten konnte.

Also, die Anfangsmasse m_0, definiert die minimale Menge an Masse, die ein Teilchen an dem Punkt, der sich am Minus Unendlich befindet, den wir aus dem mathematischen Konzept der virtuellen Zahlen lokalisieren. Das heißt, auf eine virtuelle Weise ist m_0 kleiner als Null; aber es ist nicht Null. Oder wir können sagen, dass die Masse m_0 in einer Null der Form $<(m_0)>$ enthalten war. Wir können also aus dem minimalen Abstand und der minimalen Zeit von Max Planck die Anfangsgeschwindigkeit v berechnen, um eine Vorstellung zu haben oder zu wissen, welche Menge an Masse im ersten Teilchen enthalten war, aus dem das Universum entstand. Denn aus dieser Anfangsmasse m_0 ist die gesamte Masse M entstanden, die im Universum existiert.

Die minimale Entfernung von Max Planck (d_{Planck}) ist $1,616 \times 10^{-38}$ km; die minimale Zeit von Max Planck (t_{Planck}) ist $5,391 \times 10^{-44}$ Sekunden; während die Energie, die am Anfang im Universum erzeugt wurde, 1×10^{16} GeV war; und C^3 in Einheiten der Geschwindigkeit ist $2,7 \times 10^{16}$ Kilometer pro Sekunde. Setzt man diese Werte in die Gleichung $m_0 = Ev/C^3$ ein, so kann man berechnen, dass die Anfangsmasse des Universums m_0 $2,0 \times 10^{-22}$ Kilogramm betrug.

Und von dieser anfänglichen Masse m_0, alle Masse, die wir sehen können und dass wir zu sehen, wurde generiert und wird weiterhin generiert werden; das heißt, die Masse, die existiert und die Masse, die in der Zukunft Universum existieren wird. Aber die anfängliche Masse m_0, ist wirklich zu klein, um sie zu messen. Also, technisch wird es unmöglich sein, in einer physikalischen Art und Weise ein Almatrino zu erkennen; da diese anfängliche Masse, begann mit einem Wert zu bilden, die wir betrachten können, dass es in der minus unendlich, oder der Anfangspunkt mit den minimalen Bedingungen gelegen war, und von denen die energetische Blase des Universums begann zu bilden.

Oder wenn man bedenkt, dass es Teilchen gibt, die sich mit einer höheren Geschwindigkeit als das Licht bewegen können, bedeutet das, dass wir durch die Gleichung $m_0 = Ev/C^3$ auf eine offensichtlichere Weise erklären können, wie und auf welche Weise das Universum entstanden ist. Das heißt, die Energie und die Masse, die existiert; da wir in dieser Gleichung die anfängliche Masse des Teilchens m_0 im Minus Unendlich, die Geschwindigkeit v des Teilchens und die Energie E berücksichtigen; das heißt, die drei Variablen, die die Bewegung beschreiben und die kausalen, die mit dem ersten Teilchen verbunden sind, das eine Menge an Masse m_0 erworben hat, um das Universum aus diesen Mindestbedingungen zu bilden.

Auf diese Weise ist die Geschwindigkeit des Teilchens in dem Moment, in dem die Energie zur Masse m_0 wird, C^3; das sind $2{,}7 \times 10^{16}$ km/sec. Diese Tatsache, dass die Masse aus der hohen Geschwindigkeit eines Teilchens entsteht, kann aber durch die experimentellen Daten von Bucherer und Neumann verifiziert werden. Oder wir können uns vorstellen, dass die Entstehung des Universums wie eine Implosion abläuft; nur andersherum gesehen; denn anstatt das Vakuum mit Materie zu füllen, erzeugt das Universum Materie, um ein großes Vakuum zu füllen.

Und in Bezug auf die elektronische Materie, die den Körper bildet, ist diese Masse veränderbar, weil eine unendliche Anzahl von Anordnungen getroffen werden kann; das heißt, von Positionen zwischen den elektronischen Basen Adenin, Thymin, Guanin und Cytosin in der DNS. Aber diese Basen sind Moleküle, die von Atomen gebildet werden, und Atome sind das Ergebnis der Zusammenballung von elektronischer Energie. Der Körper wird also nur durch elektronische Materie gebildet.

Aber lebendige Energie, oder das, was der elektronischen Materie des Körpers Leben gibt, also die Energie des Geistes, wird nur durch magnetische Energie gebildet. Daher verändert sich diese Art von Energie nicht, oder erfährt keine Veränderung mit der Zeit, weil man keine Anordnungen von magnetischen Energiekonfigurationen machen kann. So kann magnetische Energie lebendig und unabhängig als Energie existieren, und zwar an jedem Ort des Universums, ohne Veränderungen zu erleiden. Oder um zu leben und überall im Universum zu sein, ist für die magnetische Energie des Geistes kein Körper aus elektronischer Materie notwendig.

So kann nur die elektronische Materie des Körpers verändert werden, aber wir können die magnetische Energie des Geistes nicht verändern. Oder alle Lebewesen, die Teil eines Körpers auf der Erde sind, wir entstehen und sind absolut konform mit der elektronischen Materie und der magnetischen Energie des Geistes. Und die Energie des Geistes, ist die energetische Kraft, die der elektronischen Materie des Körpers Leben gibt. Wir alle, die wir auf der Erde leben, ob in physischer oder geistiger Form, gehen also tatsächlich aus der Energie und der Materie hervor, die das Universum geformt hat. Auf diese Weise sind alle lebenden und energetischen Wesen eindeutig duale Brüder; das heißt, wir sind universelle Brüder sowohl vom physischen Standpunkt aus, das heißt, vom genetischen Standpunkt aus, als auch vom energetischen Standpunkt aus.

Wenn wir also einen Bruder töten, um uns mit dem Fleisch seines Körpers zu ernähren, erschaffen wir für uns selbst die fünf wichtigsten organischen Krankheiten vom physischen Standpunkt aus gesehen. Darüber hinaus ist der Akt des Tötens eines Bruders, um seinen Körper zu verschlingen, manchmal als Nahrung und ein anderes Mal aus Hass oder Vergnügen, an sich eine abscheuliche Tatsache für die Reinheit und Größe unseres energetischen Geistes, weil wir mit diesem Akt das elektronische Leben eines Bruders abschneiden, der genetisch und energetisch mit uns identisch ist; denn nur die Anordnung der Basen in jeder DNA hat sich verändert.

So ist es notwendig, zu wissen oder zu verstehen, wie wir selbst Krankheiten verursachen, wenn wir unsere Zellen zwingen, ihre physikalische Struktur zu verändern; das heißt, die chemische Form unserer DNA. Das geschieht, wenn wir uns vom Fleisch unseres genetischen Bruders ernähren, denn die chemische Form der DNA wird durch die Verbindungen zwischen den Basen bestimmt, aus denen die Chromosomen bestehen. Oder die Chromosomen, sind diejenigen, die diese Anordnungen im Zellkern verändern können.

Denn eine Zelle ist eigentlich ein Lebewesen, das aus elektronischer Materie gebildet wird; und eine einzelne Zelle ist das kleinste Wesen, das mit einer eigenen Lebensform existiert. Eine einzelne Zelle hat es also geschafft, eine physikalische und energetische Anordnung zu treffen, die es ihr erlaubt, mit ihrer eigenen genetischen Form unabhängig zu leben. Und ein Satz dieser einzigartigen Zellen ordnet sich zu einem Körper.

Mit anderen Worten: Alle Lebewesen bestehen aus Billionen dieser winzigen Kapseln, die ein Eigenleben haben. Aber die Energie, die eine einzelne Zelle bewegt, ist die chemische Kraft der elektronischen Energie. Während die Energie, die die Gesamtheit der Zellen, also den Körper als Ganzes, bewegt, die magnetische Energie des Geistes ist; und zwar in einer Weise, die mit der Energie und Funktionalität vieler Zellen koordiniert ist. Daher können wir sagen, dass der Ursprung des Lebens einer einzelnen Zelle, oder das, was einer Zelle die Form des Lebens gibt, Viren sind; denn ein Virus stellt einen Übergang dar; das heißt, die Verbindung zwischen der unbewussten Energie und der elektronischen Materie einer Zelle.

Aber angesichts dieser Unendlichkeit der Kombinatorik oder der verschiedenen Anordnungen zwischen den Positionen der Basen in der DNS bedeutet dies, dass es in der Natur keine plötzlichen Veränderungen oder Sprünge zwischen den Formen des physischen Lebens gibt, sondern einen kontinuierlichen Übergang der Anordnungen in der DNS; das heißt, eine Kontinuität und eine Kontiguität der Lebewesen. Aber, die DNS ist das, was jedes Lebewesen identifiziert; oder sie ist der Code, der die eindeutige genetische Information für jedes Lebewesen bereithält, um sich von der Kontinuität eines anderen zu unterscheiden. Oder dieser genetische Code ist das Einzige, was uns bei jeder Tierart anders sein oder aussehen lässt; aber jede Form oder lebende Art ist mit einer anderen Art in einer Form und in einer kontinuierlichen und zusammenhängenden Weise verbunden. Sogar der gleiche genetische Code ist es, der uns selbst innerhalb derselben Spezies unterschiedlich aussehen lässt. Und die enorme Vielfalt oder Diversität von zusammenhängenden Lebewesen ist auf die Kombination von nur vier Basen zurückzuführen, die die DNA bilden, die nur aus elektronischer Materie besteht.

Diese Basen in der DNA sind, wie wir gesehen haben: Adenin A, Thymin T, Guanin G und Cytosin C. Und diese vier Basen sind es, die eine enorme Vielfalt an Anordnungen oder Kombinatorik bilden; das heißt, es ist, als würde man ein Buch mit nur vier Buchstaben schreiben. Aber eine Gruppe dieser Basen bilden die Wörter und Sätze auf eine Art und Weise, die wir eher genetisch als textuell nennen. Es können also unendlich viele Anordnungen gebildet werden, die wir Gene nennen, indem man diese beiden Abschnitte oder Paare aus den vier

Buchstaben A-T und G-C kombiniert; eine Gruppe von Genen bildet die DNA. Sagen wir also, dass nur mit diesen beiden Basenpaaren A-T und G-C die gesamte DNA gebildet werden kann, die den elektronischen Körper der Tiere, Bakterien, Insekten und Pflanzen bildet, die auf der Erde existieren, da die Sequenz eines Gens in der DNA und an einer anderen Stelle wiederholt werden kann. Es ist wie das Schreiben einer Sonate in der Musik. Aber nur die stabilsten genetischen Konfigurationen wurden angepasst. Und der Übergang durch die Kombination zwischen zwei oder mehr Bakterien, gebildet zum Beispiel ein Insekt.

Oder die Mykorrhizapilze halfen bei der Vernetzung, so dass sich die verschiedenen Gräserklassen bildeten; und die vulkanischen Zeolithe konnten das Wasser mit den Nährstoffen in ihren Poren zurückhalten. Und so entstanden verschiedene genetische Kreuzungen, die zunächst eine Vielfalt von Graspflanzen bildeten; und mit den Gräsern konnten die Tiere gefüttert werden. Denn alle Pflanzen- und Tierarten sind nur vom genetischen Standpunkt aus veränderbar; da z.B. eine Ameise oder eine Biene in ihrer Art physisch gleich sein können, also genetisch, aber vom energetischen Standpunkt aus sind Ameise und Biene zwei verschiedene Wesen; denn die Energie, die die elektronische Materie einer Biene oder einer Ameise bewegt, ist die magnetische Energie, die für jede Art einzigartig und unabhängig ist. Aber hier beziehen wir uns auf den Geist in der gleichen Weise, für die Energie, die jeden elektronischen Körper bewegt. Das heißt, der Körper einer Ameise, einer Biene, eines Fisches, eines Gorillas, eines Vogels, einer Amphibie oder eines Menschen, da viele sagen würden, dass sich der Geist nur auf den Menschen bezieht, was ein Fehler des Konzepts der magnetischen Energie sein kann, die der Materie die Form des Lebens gibt.

Viren können mutieren, da sie als winzige Übergangsorganismen ihre Gene in den Palindromabschnitten verändern können, was die genetische Sequenz des Virus nicht wesentlich verändern würde. Zum Beispiel kann das Wort "a-m-a" in den genetischen Code eines Virus eingeführt werden, was die Sequenz der physikalischen Struktur des Virus nicht verändert; denn das Wort a-m-a, kann in beiden Richtungen gleich gelesen werden. Die Art und Weise, die Sequenz dieser Codes zu verändern, ist hochtechnologisch; aber man kann sie nutzen, um eine bestimmte genetische Sequenz zu erzeugen oder zu variieren, mit dem Ziel, mit einem Impfstoff einen wirtschaftlichen Nutzen zu erzielen. Aber ein Impfstoff wird nur für dieses Palindrom-Gen funktionieren; das heißt, für diese Mutation. Auf diese Weise kann eine große Menge an mutierten Viren erzeugt werden, ohne die physikalische Struktur des Virus zu verändern, um für jede Mutation einen Impfstoff zu erzeugen; das heißt, dass der wirtschaftliche Nutzen darin besteht, für jede Mutation einen Impfstoff zu erzeugen. Aber diese ausgeklügelte Technologie ist nur den großen pharmazeutischen Labors bekannt, die die Virusmutationen herstellen können; und für jede Mutation wird es einen Impfstoff geben.

Aber die physische Struktur kann nicht verändert werden, also genetisch, um einem Menschen auf der Erde oder denen, die ewig und nur auf der Erde leben wollen, ewiges physisches Leben anzubieten oder zu garantieren. Und zwar so, dass solche Kandidaten die hohen Kosten für diese transhumanistische Möglichkeit bezahlen wollen, um sie zu erreichen. Aber Transhumanismus ist unmöglich; denn die Ewigkeit des physischen Körpers gibt es offensichtlich nicht; denn nur der Geist ist der ewige Teil des Menschen. Aber es ist einträglicher für das Geschäft, wenn man die Mutation mit ihrem Impfstoff auf die gesamte Bevölkerung anwendet, als auf einige wenige Individuen, die bereit sind, den Prozess des Transhumanismus zu durchlaufen. Und zwar so, dass es profitabler ist, einen Alarmzustand oder einen pandemischen Schock zu verordnen.

Natürlich sind in allen Zellen die Basen A, T, G und C chemisch gleich. Und zwar so, dass wir, wenn wir das Fleisch eines genetischen Bruders essen, die gleichen Zellklassen zu uns nehmen, aus denen alle Lebewesen bestehen. Das aber ist der chemische Grund, warum beim Menschen verschiedene Arten von Krankheiten entstehen, nämlich, wie wir sagten, die fünf organischen Krankheiten. Und diese Leiden würden nicht existieren, wenn wir verstehen könnten, dass wir uns nicht mit einer Nahrung ernähren sollten, die unsere eigenen Zellarten enthält.

Oder nur das Wissen kann uns die wissenschaftliche Vernunft geben, und das Recht, das alle Lebewesen haben, d.h. Menschen, Pflanzen und Tiere, frei zu sein und zu leben, als Bedingung, um sich vom energetischen Standpunkt aus zu entwickeln, indem sie eine physische Form benutzen; denn die Gesamtheit der Lebewesen ist das, was dem Planeten Erde auf synergetische Weise Leben gibt.

Aber wir machen einen strategischen Fehler, wenn wir uns mit den Zellen und Proteinen eines anderen Lebewesens ernähren, das uns genetisch gleich ist. Das tierische Eiweiß wirkt sich auf uns aus, weil aus diesen Stoffen die gleiche Art von Aminosäuren gewonnen wird, die wir brauchen, damit unsere Zellen die Proteine aufbauen können; oder die exklusiv oder speziell für jeden Menschen sind, denn genau wie bei den Bienen und Ameisen gibt es keinen Menschen, der sich wiederholt, oder der geistig oder energetisch mit einem anderen Menschen identisch ist, selbst wenn die beiden Menschen eineiige Zwillinge wären. Dies zeigt, dass organische Krankheiten wie Krebs, Arthritis, Diabetes, Herzinfarkt und neurologische Erkrankungen nicht vererbbar sind. Wenn dies so wäre, würden alle Menschen in gleicher Weise an denselben Krankheiten leiden. Aber Krankheiten treten nur bei einigen, aber nicht bei allen Menschen auf; oder nicht alle Menschen leiden an den gleichen Krankheiten; also ist der einzige Einflussfaktor die Art und Weise, wie sich jeder Mensch ernährt hat.

Es gibt acht essentielle Aminosäuren, denn zwölf der zwanzig, die wir als Menschen benötigen, können wir durch unser eigenes enzymatisches System herstellen. Aber alle diese Aminosäuren, also die essentiellen und die nicht-essentiellen, sind in den Proteinen, die aus dem Pflanzenreich kommen, reichlich vorhanden, weil Pflanzen die einzigen Lebewesen sind, die die essentiellen und die nicht-essentiellen Aminosäuren herstellen können. Und das muss so sein, denn Pflanzen gehen nicht; also müssen sie an dem Ort, oder wo sie sein und leben können, alle Stoffe herstellen, die sie brauchen, weil sie sie nicht von anderen Wesen bekommen können.

Auch ein veganer Mensch tötet keine Pflanzen, um sie zu essen, sondern holt sich von ihnen Früchte. Aber indem er Tiere tötet, verschlingt der Mensch selbst alle Energie des Planeten, da der Mensch dem Boden der Erde nicht zurückgibt, was der Boden der Erde ihm zum Leben geliehen hat. Denn der Mensch baut Klärgruben, um seine Exkremente zu deponieren; oder er wirft seinen Urin und seine Exkremente durch Schläuche, die zu Flüssen führen; und die Flüsse schließlich, gehen sie, um menschliche Abfälle ins Meer zu kippen. Oder wenn der Körper eines Menschen stirbt, begraben sie ihn in einer geschlossenen Kiste, und sein toter Körper wird einbalsamiert, damit die Würmer nicht das nutzlose Fleisch seines Körpers und seine Knochen fressen.

Aber wie auch immer, wenn wir am Leben sind und das Fleisch eines beliebigen Tieres zu uns nehmen, ist es gleichbedeutend damit, dass wir uns selbst essen, da wir chemisch gesehen die gleiche Art von Basen zu uns nehmen, die alle Gene bilden.

Die Boten-DNA ist diejenige, die die Informationen trägt, die dem Ribosom anzeigen, welches oder welche Art von Protein in diesem Moment produziert werden muss. Die Botschaft kann, sollte aber nicht verändert werden, denn wenn dies geschieht, würde die gesamte Struktur der Proteine verändert werden, und als Folge davon würde die Proteinstruktur der Verkapselung, die die lebendige Aktivität der Zelle sichert, demontiert werden.

Damit sich die Boten-RNA in Richtung Ribosom bewegen kann, um die verschiedenen Aminosäuren einzubauen und die Proteinketten zu bilden, ist es erforderlich, die Aminosäuren täglich durch die Nahrung zuzuführen; und die Kohlenhydrate für die Energie. Die Aminosäuren können durch den Verzehr von verschiedenen Gemüsesorten aus kürzeren Proteinen zugeführt werden; daher sind sie leichter verdaulich. Das bedeutet, dass beim Verzehr von pflanzlichen Proteinen der Energieaufwand geringer ist. Aber auch wenn das Protein des Fleisches eines anderen Lebewesens vollständig ist, weil es seine Ration an Aminosäuren erhalten hat, wird mehr Energie aufgewendet, um es zu verdauen; so dass wir unsere Ration an Aminosäuren durch den Verzehr von mehreren Gemüsesorten, aber nicht ausschließlich aus Fleisch, finden können.

Und um den Energiebedarf zu decken, müssen wir unsere Mitochondrien mit dem Glukosezucker versorgen, den wir gleichermaßen in der Stärke der Wurzeln und in den Früchten der Pflanzen finden.

Wenn sie ihre Arbeit oder Funktion getan haben, sterben unsere Zellen; und natürlich könnte man das Material in den sterbenden Zellen für nutzlos halten. Allerdings werden wir die absterbenden Zellen nicht vollständig mit dem Urin oder den Fäkalien entsorgen, da die Adenin- und Guaninbasen der DNA der toten Zellen von den lebenden Zellen verwendet werden, um Natriumurat zu bilden, das als Antioxidationsmittel fungieren wird. Denn das Antioxidans Natriumurat ist neben der Verhinderung des vorzeitigen Abbaus gesunder roter Blutkörperchen und der Oxidation von Fettsäuren, die Doppelbindungen "cis" haben, dasjenige, das die freien Radikale absorbieren kann, die als Folge der Hämolyse übrig bleiben. Unser Hauptantioxidans im äußeren Teil der Zellen ist also Natriumurat; daher ist es nicht notwendig, Natriumurat aus dem Fleisch anderer Tiere zu beziehen.

Die Aufgabe des Hämoglobins ist es, den Sauerstoff von der Lunge zum äußeren Teil der Zellen zu transportieren, aber gleichzeitig die Kohlensäure, die in den Mitochondrien produziert wird, aus dem äußeren Teil der Zellen zu entfernen. Währenddessen ist das Myoglobin dasjenige, das den Sauerstoff in den inneren Teil der Zellen einbringt und die Kohlensäure aus dem inneren Teil der Zellen entfernt, da das Enzym Kohlensäureanhydrase dasjenige ist, das das Kohlendioxid in Kohlensäure umwandelt. Mit anderen Worten, dieser Austausch von Sauerstoff gegen Kohlensäure durch Hämoglobin und von Kohlensäure gegen Sauerstoff durch Myoglobin wird in beiden Substanzen durch eine Veränderung des Säuregrades bewirkt.

Wenn also das Blut sauer ist, kann das Hämoglobin den Sauerstoff nicht in die Zellen transportieren, um die Mitochondrien zu versorgen, weil das Hämoglobin an der Kohlensäure hängen bleibt. Wenn das Blut außerdem sehr alkalisch ist, wird das Hämoglobin nicht in der Lage sein, die Kohlensäure zur Lunge zu transportieren, weil das Hämoglobin nur an den Sauerstoff gebunden ist.

So ist es notwendig, im Blut einen angemessenen Säuregrad oder pH-Wert aufrechtzuerhalten, damit das Hämoglobin den Sauerstoff transportiert und an die Zellen abgibt; so kann sich das Hämoglobin, wenn es frei ist, mit der Kohlensäure verbinden; und wenn das mit Kohlensäure beladene Hämoglobin die Lunge erreicht, können wir die Kohlensäure durch Ausatmen aus dem Körper ausstoßen. In den Alveolen ist der pH-Wert des Blutes höher als im Inneren der Zellen, d.h. der Säuregehalt des Blutes ist niedriger und liegt normalerweise im Bereich von 7,40. Bei einem niedrigeren Säurewert im äußeren Teil der Zellen, d.h. im Blut, wird also Hämoglobin aus Kohlensäure freigesetzt, die sich in Kohlendioxid und Wasserdampf verwandelt, die als Abfall durch die Nase nach außen gelangen.

Für uns ist das Wasser und das Kohlendioxid, das wir ausstoßen, ein Abfall; aber in Wirklichkeit verwenden die Pflanzen dieses Kohlendioxid und das Wasser, um wieder Aminosäuren und Kohlenhydrate im sogenannten Kohlenstoffkreislauf zu produzieren. Also, wie gesagt, das Leben auf dem Planeten Erde hängt von uns ab, und das Leben auf uns hängt vom Leben auf dem Planeten Erde ab.

Dann, wenn das Hämoglobin in der Lunge freigesetzt wird, verbindet es sich wieder mit vier anderen Sauerstoffmolekülen und wird vom Blutkreislauf in die Zellen transportiert. Ebenso ist es ein zyklischer Prozess, denn er hält die Zellatmung aktiv; das heißt, die Wärmeerzeugung aus der Oxidation von Glukose mit Sauerstoff und die Freisetzung von Kohlendioxid wieder durch die Mitochondrien.

Aber hier gibt es ein Problem; denn wenn der Sauerstoff nicht durch das Hämoglobin in die Zellen gelangt, weil das Blut sauer ist, produzieren die Mitochondrien Wärmeenergie durch Glukosegärung, also ohne die Notwendigkeit von Sauerstoff. Wenn aber die Energieproduktion in den Mitochondrien diesen Weg der Gärung oder Glykolyse ohne Sauerstoff geht, wird im Inneren der Zellen Laktat erzeugt, und der hohe Säuregehalt führt dazu, dass sich das Laktat in Milchsäure verwandelt, wodurch das antioxidative System im Inneren der Zellen verkümmert. Eine weitere Folge ist, dass der hohe Säuregehalt in den Zellen die Reihenfolge der Basen in der DNS durch einen Effekt namens Tautomerismus und Methylierung der Basen Guanin, Cytosin und Uracil beeinflusst, was zum Beispiel die schlechten Bedingungen genetischen Ursprungs, wie Diabetes und Krebs, verursacht.

Die Folge des hohen Säuregehalts innerhalb des Zellkerns ist, dass den Chromosomen irgendwann die Basen Cytosin und Uracil ausgehen. Und um die DNA zu bilden, werden die Chromosomen die Basen wie folgt koppeln: Adenin-Thymin und Guanin Enol-Thymin. Aber diese kombinatorische oder Anordnung der Basen im Gen unterscheidet sich von der normalen DNA, also dem natürlichen Paar Adenin-Thymin und Guanin-Cytosin. Daher ist diese DNA, Adenin-Thymin und Guanin

Enol-Thymin, mutiert; und das ist es, was sich als Krebs manifestiert, oder dass das primäre Protein, das Insulin bildet, nicht produziert wird; aber es ist so, dass Diabetes entsteht.

Die reichliche Konzentration der Methylgruppen kommt aus dem Verzehr von tierischem Eiweiß; denn damit das Ribosom markiert, wo die Synthese eines Proteins beginnen soll, lautet der Code der Boten-RNA: Adenin-Uracil-Guanin (A-U-G), dem der Code Uracil-Adenin-Cytosin (U-A-C) in der Transfer-RNA entspricht. Und dieser Initiationscode in der Boten-RNA, damit der Code, den die Transfer-RNA hat, eingefügt wird, ist mit der Aminosäure Methionin verbunden. Wenn aber der Initiationscode der Boten-RNA durch die hohe Acidität innerhalb der Zelle aus dem Zellkern verändert wird, dann ist dieser Code jetzt: A-T-G. Aber Guanin G liegt in seiner enolischen Form vor und nicht in der Ketonform; und durch den Verlust der Methylgruppe wird Methionin in Homocystein umgewandelt, das als Antioxidans die Funktion der antioxidativen Enzyme innerhalb der Zellen usurpiert. Und außerhalb der Zellen wird Natriumurat in Harnsäure umgewandelt.

Aus chemischer Sicht und aufgrund seiner genetischen Konfiguration sollte der Mensch kein Fleisch konsumieren, weil es nicht notwendig ist; denn die tägliche Ration an Aminosäuren, oder die, die zum Aufbau seiner Proteine benötigt werden, kann der Mensch durch den Verzehr einer Vielzahl von Gemüsesorten erhalten. Wenn ein Mensch Fleisch isst, wird seine Zellstruktur kompliziert; das heißt, die echte Chemie der Zellen eines Lebewesens, das ursprünglich Vegetarier ist, aber nun ein Fleischfresser werden will. Aber dieser Übergang von einem Vegetarier zu einem Fleischfresser ist nicht möglich, weil dazu die gesamte genetische Struktur, außer dem enzymatischen System, verändert werden muss, weil das System für einen Menschen so eingerichtet wurde, bzw. nur für ein veganes Wesen funktionstüchtig ist.

Zum Beispiel haben fleischfressende Lebewesen von Natur aus nicht das gleiche Problem wie der Mensch, da fleischfressende Lebewesen das Enzym Urat-Oxidase besitzen, das die Guanin- und Adeninbasen von Zellen, die aus dem Fleisch eines anderen Tieres aufgenommen wurden, in Allantoin umwandelt, statt in Harnsäure. Für den Menschen, der gerne ein Enzym- und Verdauungssystem wie ein Fleischfresser hätte, hat die Natur also leider nicht das Enzym Urat-Oxidase in sein Blut gegeben, um die Abfälle in Allantoin umzuwandeln, da für einen Vegetarier dieses Enzym nicht notwendig ist.

2

SACCHAROSE UND CHOLESTERIN

Überschüssiges Natriumurat, das zu Harnsäure wurde, scheiden wir bei Säugetieren über den Urin aus; denn das Blut wird sauer, wenn es durch die Nieren und von den Nieren in die Harnblase gelangt. Das ist der Grund, warum die Flüssigkeit der Nieren und des Urins sauer ist.

Es ist derselbe Grund, warum 50 % des in Soja enthaltenen Proteins verloren gehen, wenn diese Ölsaat hauptsächlich für die Ernährung von Tieren bestimmt ist. Denn als Säugetier, egal ob Sie sich Kuh, Schaf oder Schwein nennen, scheiden Sie beim Urinieren die im Soja enthaltenen überschüssigen Aminosäuren über Urin und Schweiß aus. Kühe, Schafe und Schweine werden in Käfigen gehalten, so dass diese Tiere, die für die Schlachthäuser bestimmt sind, ihren Kot und Urin nur an einem Ort ausscheiden, so dass diese Tiere, weil sie eingesperrt sind, der Erde nicht das ersetzen, was die Erde ihnen zum Aufbau ihrer Körper gegeben hat. Soja kann für den menschlichen Verzehr verwendet werden, da Soja 38% Protein enthält, während Fleischprotein auf 19% reduziert ist. Mit anderen Worten: 50% des Proteins in Soja wird vom Tier ausgeschieden und geht über den Urin verloren.

Natriumuratsalz ist im Wasser des Körpers löslich, Harnsäure jedoch nicht; daher können wir Natriumurat durch Schwitzen ausscheiden, bei Harnsäure ist dies jedoch nicht der Fall. So wurde der Stadtmensch sesshaft; und er ist derjenige, der mehr an Krebs, Diabetes, Osteoporose oder Arthritis leidet, weil Harnsäure die Knochen korrodiert. Während das Tier, das nomadisch war, nun eingesperrt ist, also zur Sesshaftigkeit gezwungen wurde, aber es ernährt sich im Übermaß von Soja, so dass es mehr Fett produziert, also mehr Gewicht. Weil es eingesperrt ist, schwitzt das Tier nicht, so dass es mehr Natriumurat und gesättigtes Fett ansammelt. Und wenn das Fleisch verzehrt wird, wird das Natriumurat im Menschen in Harnsäure umgewandelt. Harnsäure baut Kalzium aus Knochenmark und Knorpel ab; und das abgebaute Kalzium bildet mit der Harnsäure Kalziumurat, das der Hauptbestandteil in den Gelenken einer Person mit Arthritis, Nierensteinen und Steinen ist, die sich in der Harnblase bilden.

Wie gesagt, die Boten-RNA verlässt den Zellkern mit einer Sequenz von Basen, so dass die Ribosomen, wenn sie die Sequenz identifizieren, die Aminosäuren einfügen können, die

die Transfer-RNA trägt, so dass die Ribosomen die Proteine auf unverwechselbare Weise herstellen können. Aber, wenn der Säuregehalt im Kern hoch ist, wird Tautomerismus in den Guanin- und Uracil-Basen auftreten; und von den tautomeren Formen wird Methylierung im Uracil auftreten; aber ebenso wird der hohe Säuregehalt die Cytosin-Base dazu bringen, durch den Effekt der Methylierung zur Thymin-Base zu werden. Und wenn die Uracil- und Cytosinbasen zu Thymin werden, werden die Ribosomen im Zellkern die Basen falsch koppeln, nämlich in der Adeninform mit Thymin und Guanin mit Thymin, da es im Zellkern kein Cytosin oder Uracil gibt, und so wird Krebs verursacht. Und Diabetes, weil die Ribosomen der Bauchspeicheldrüsenzellen nicht in der Lage sein werden, das Protein Proinsulin korrekt zu synthetisieren, das das native Protein ist, das in zwei Teile geschnitten werden muss, um das Hormon Insulin zu bilden.

Also wird Methionin zu Homocystein. Aber Homocystein ist eine antioxidative Aminosäure; daher wird Homocystein die antioxidative Funktion von Enzymen innerhalb der Zellen, wie Superoxiddismutase und Glutathion, usurpieren. Und außerhalb der Zellen ist das Enzym Katalase dafür verantwortlich, Wasserstoffperoxid in Wasser umzuwandeln, aber wenn dieses Enzym nicht vorhanden ist, wird die antioxidative Funktion von Homocystein übernommen, was zu einer größeren Wassermenge und einem größeren Harndrang bei Diabetikern führt.

Das heißt, wenn man die Zellen und Proteine eines anderen Tieres zu sich nimmt, widerspricht das der genetischen Natur des Menschen. Und durch diese Art des Fleischverzehrs werden natürlich auch organische Krankheiten vom Menschen selbst erzeugt.

Eine weitere Substanz, die einen Einfluss auf die Entstehung von Diabetes hat, ist Saccharose; das ist der Zucker, der normalerweise in der Küche verwendet wird. Dieser Zucker ist das Kohlenhydrat, das direkt oder indirekt mit der Nahrung aufgenommen wird, denn er ist das Süßungsmittel, mit dem hauptsächlich Getränke wie Tee, Schokolade und Kaffee, Fruchtnektare und Babynahrung gesüßt werden. Saccharose wird auch indirekt konsumiert, da sie die Zutat ist, die Keksen, Kuchen, Eiscreme und Süßigkeiten den süßen Geschmack verleiht.

Es gibt viele Arten von Zuckern, aber der Begriff Zucker bezieht sich nur auf Kohlenhydrate, die sich in Wasser auflösen, wie Laktose, Glukose, Ribose, Galaktose und Fruktose. Wir können uns vorstellen, dass der Zucker, den wir zur Energiegewinnung verbraucht haben, als wir ein Spermium waren, Fruktose war, weil wir damals noch kein Blut mit Hämoglobin und Myoglobin hatten. Wir hatten also keinen Sauerstoff in unseren Mitochondrien, um Glukose als unsere primäre Quelle für kalorische Energie zu nutzen. Daher war Fruktose unsere Hauptenergiequelle. Fruktose ist ähnlich wie Glukose; mit dem Unterschied, dass beim Fruktosestoffwechsel keine Milchsäure entsteht, die die antioxidativen Enzyme der Spermien schädigen würde. Um also kalorische Energie zu erhalten, wechselte unser energetisches System von Fruktose zu Glukose, während wir uns in einen Embryo verwandelten.

Galaktose ist notwendig für die Bildung von Glukose und Fettsäuren im Nervengewebe des Embryos; und von den Fettsäuren werden die Hormone abgeleitet, die die Bildung anderer Substanzen wie Enzyme ermöglichen.

Aber als wir uns von einem Spermium in einen Embryo verwandelt haben, haben wir die Axone verloren; und an ihrer Stelle wurde eine kleine Drüse namens Leber gebildet, die die Rolle übernehmen wird, die die Mitochondrien, die in den Axonen waren, hatten, um die Fruktose zu verarbeiten. Das heißt, Wärmeenergie und Fettgewebe aus Galaktose zu produzieren. Daher haben die Zellen der Leber eine größere Stoffwechselaktivität. Die Leberzellen verbrauchen also sehr viel Energie, denn in jeder Leberzelle befinden sich etwa 2.000 Mitochondrien, oder die Leberzellen haben mehr Mitochondrien, wenn wir sie mit den Muskelzellen vergleichen.

In den Zellen des Embryos fand also eine Veränderung im Prozess der Energieerzeugung statt, denn sobald die ersten Blutgefäße und das Organ, das das Blut antreibt, erscheinen, werden die Mitochondrien der Muskelzellen Energie effizienter aus Glukose mit Sauerstoff produzieren, den wir von dem bekommen, was unsere Mutter isst und atmet.

Und dieser Wechsel zur Energiegewinnung war notwendig, weil die Wärme, die bei der Reaktion von Glukose mit Sauerstoff entsteht, effizienter ist als die Erzeugung von Wärmeenergie aus der Fruktolyse von Fruktose. Aber Saccharose ist nicht die einzige Quelle für Glukose, denn Glukose ist der Zucker, der in der Natur am meisten von Gräsern und Pflanzenfrüchten produziert wird. Von den Gräserpflanzen verarbeiten wir jedoch hauptsächlich das Zuckerrohr, da es eine große Ausbeute an Saccharosezucker hat. Saccharose ist ein Zucker, der aus zwei Molekülen besteht: 1) Fruktose und 2) Glukose. Und wenn wir Saccharose konsumieren, wird sie in ihre zwei Moleküle aufgespalten, also in Fruktose und Glukose. Die Fruktose wird, wie wir bereits gesehen haben, in der Leber verarbeitet, während die Glukose zu den Muskelzellen gelangt.

Das Hormon Insulin kann den Glukosespiegel regulieren, weil es Glukose in Glykogen umwandelt, aber Insulin kann die Fruktosekonzentration nicht kontrollieren. Daher werden die Zellen der Leber aus der Fruktose, die aus Saccharose stammt, mehr Fettgewebe produzieren. Die Fruktose wird also von der Leber verarbeitet, um Fettsäuren zu erhalten und das Fettgewebe zu bilden, während die aus der Saccharose stammende Glukose zu der Glukose hinzugefügt wird, die durch die Zersetzung der mit der Nahrung aufgenommenen Stärke entsteht, deren Abbauprozess im Mund durch die Wirkung des Enzyms Ptyalin oder Amylase beginnt. Und all diese Glukosemengen, d. h. die mit der Nahrung aufgenommene und die aus der Saccharose erzeugte, werden von den Mitochondrien der Muskelzellen verarbeitet, um Energie in Form von Wärme zu erzeugen. Aber auch die Wärmemenge wird reguliert, denn ohne die Thermoregulation würden wir mit der überschüssigen Glukose verglühen. Wenn wir also Saccharose konsumieren, haben wir eine überschüssige Menge an Glukose, die die Regulationsfähigkeit des Hormons Insulin übersteigen kann. Da es einfacher ist, Glukose aus der Zersetzung von Saccharose zu gewinnen, als aus der Verdauung von Stärke.

Hinzu kommt, dass die Zellen der Muskeln durch die große Anzahl diejenigen sind, die mehr Energie verbrauchen, und weil diese Zellen energetisch zu diesen Teilen des Körpers, die in Bewegung sind, beitragen. Und die andere Situation ist, dass die Zellen, die die roten Blutkörperchen bilden, d.h. die Zellen, die für den Transport von Sauerstoff und Glukose zu den Muskelzellen zuständig sind, weder einen Zellkern noch Mitochondrien haben. Daher können sich die roten Blutkörperchen nicht selbst reproduzieren, und weil sie keine Mitochondrien haben, gewinnen sie Energie durch die Glykolyse von Glukose. Und wenn es einen Überschuss an Glukose in den Muskelzellen und den Zellen der Bauchspeicheldrüse gibt, produzieren diese Zellen Energie durch die Glykolyse von Glukose; aber auf diesem Weg wird Milchsäure erzeugt, die die Bildung des Hormons Insulin in der Bauchspeicheldrüse beeinträchtigt.

Und wenn wir auf die Welt kommen, haben wir noch nicht genügend Speichel, also Amylase im Mund, können aber auch keine Stärke oder Obst zu uns nehmen, um Glukose für die Energiegewinnung in den Mitochondrien zu gewinnen. Die Natur hat aber den Milchzucker unserer Mutter in die Milch gelegt, um aus diesem Zucker Glucose und Galactose zu gewinnen. Glukose für die Energiegewinnung und Galaktose, um mit der Bildung des Nervensystems fortzufahren, außerdem hat die Natur das Enzym Laktase im Dünndarm platziert, das notwendig ist, um die Laktose in der Muttermilch in Glukose und Galaktose zu spalten.

Doch dann bekamen wir als Kinder unsere ersten mit Saccharose gesüßten Lebensmittel zu probieren und wurden so süchtig nach diesem Zucker, und sicher Kandidaten und irgendwann an Diabetes zu erkranken, weil wir uns an das gesüßte Getränk gewöhnt haben. Und in unserem Dünndarm wird keine Laktase mehr ausgeschüttet, weil wir bereits Glukose aus Saccharose und anderen Kohlenhydraten gewinnen konnten, so dass es nicht mehr notwendig war, weiterhin die Muttermilch zu nehmen, und es kam zur Entwöhnung.

Aber wir Menschen nehmen weiterhin Saccharose, Kuhmilch und deren Derivate zu uns, obwohl wir das Laktase-Enzym im Dünndarm nicht mehr haben. Und das tierische Fett, das in der Kuhmilch enthalten ist, wird nur für das Kalb nützlich sein, während es säugt, da das Kalb sein eigenes Enzym Renin in seinem vierten Magen hat, um die Milch, die es von seiner Mutter aufnimmt, zu zersetzen. Diese Kuhmilch, die es zu sich nimmt, wird sich also auf uns Menschen auswirken, wenn wir erwachsen sind. Und weil wir keine Laktase haben, werden wir, wenn wir Kuhmilch konsumieren, die Fette der Kuhmilch aufnehmen, die die Viskosität des Blutes erhöhen werden, und damit wird es einen Anstieg des Blutdrucks geben.

Aber das können wir vom Saccharosekonsum ableiten; denn die andere Substanz, die wir mit dem Fleisch zu uns nehmen, ist das Cholesterin. Das Cholesterin, das wir mit dem Fleisch zu uns nehmen, ist für unseren Körper fremd, denn dieses Cholesterin ist anders als unser Cholesterin. Die Anhäufung des fremden Cholesterins ist also eher eine Folge physikalischen als chemischen Ursprungs und trägt dazu bei, die Viskosität des Blutes zu erhöhen, so dass es zu Infarkten kommt.

Infarkte sind die Haupttodesursache von Menschen auf der ganzen Welt, da jede Minute 3 Menschen an einem Herzinfarkt sterben. Außerdem ist er die Hauptursache für motorische und geistige Behinderungen; nennen Sie diese Behinderungen: Demenz, Lähmungen, Schlaganfall oder Gedächtnisverlust, d.h. jede Erkrankung, die mit dem motorischen und neurologischen System zusammenhängt.

Herzinfarkte werden durch den Verzehr von Fleisch verursacht; denn Fleisch bringt mit dem Fleisch des Tieres neben toten Zellen und Eiweiß auch Cholesterin mit. Denn das Cholesterin war nur für das Tier nützlich, als es noch lebte, da aus dem Cholesterin des Tieres die Sexualhormone und die Gallensäuren des Tieres abgeleitet werden.

Die Gallensäuren werden für die Produktion von Gallensalzen benötigt, die die Salzsäure, die mit dem Speisebrei einhergeht, nach der Verdauung der Nahrung im Magen neutralisieren müssen. Während die Sexualhormone für die spezifische oder ausschließliche Fortpflanzung der jeweiligen Tierart benötigt werden.

Aber wenn der Chymus im Duodenum nicht effizient neutralisiert wird, erreicht er den Dünndarm in einer sauren Form, und wenn der Chymus sauer ist, werden die Enzyme Trypsin, Chymotrypsin und Pankreaslipase, die nur bei einem Grad von alkalischer Säure aktiviert werden, nicht aktiviert. Die Bauchspeicheldrüsenlipase wird z. B. benötigt, um Triglyceride in Fettsäuren umzuwandeln; wenn die Bauchspeicheldrüsenlipase jedoch nicht aktiviert wird, gehen die Triglyceride direkt ins Blut über, was zu einer Erhöhung der Viskosität des Blutes führt.

Der Verdauungsprozess von Kühen unterscheidet sich zum Beispiel vom Verdauungsprozess des Menschen, da Kühe Kräuter, d.h. Zellulose, zur Energiegewinnung verzehren können. Der Mensch hingegen hat nicht die notwendigen Enzyme, um Zellulose aufzunehmen, um aus diesem Kohlenhydrat Glukose zu gewinnen. Der Mensch kann nur Stärke aufnehmen, entweder aus Weizen, Kartoffeln, Mais, Gerste, Yucca, etc. Daher sind die Gallensäuren und Gallensalze beim Menschen anders, obwohl sowohl Kühe als auch Menschen Vegetarier sind. Vielleicht haben die Kühe diese vegane Lebensweise angenommen, weil sie aufgrund ihrer Größe nur die Gräser in Hülle und Fülle fressen konnten. Während die Menschen auf die Obstbäume klettern konnten, um an die Früchte zu kommen. Andere wurden zu Fleischfressern, weil sie weder die Gräser fressen noch auf die Bäume klettern konnten, um die Früchte zu essen. Eine Katze oder ein Hund zum Beispiel verzehren Gräser, weil sie diese nicht verdauen können; sie können also nur überleben, indem sie ein anderes Lebewesen essen.

Aber es gibt eine riesige Anzahl von Formen des Cholesterins, da das Molekül dieses Steroids 8 asymmetrische Zentren enthält. Wir können also 2^8 (oder 256) mögliche Formen von Cholesterin haben, die alle unterschiedlich sind, und nur eine dieser Formen entspricht der Form des menschlichen Cholesterins. Es ist also unmöglich, dass im Menschen gleichzeitig oder zur gleichen Zeit ein gutes und ein schlechtes Cholesterin produziert werden kann, denn eine Leber in gutem Zustand kann nicht zwei Arten von Cholesterin produzieren: ein gutes und ein schlechtes Cholesterin. Nur die Hühnerleber produziert Cholesterin für das Huhn; oder die Leber einer Kuh produziert ein Cholesterin, das für Kühe nützlich ist. Und die menschliche Leber produziert ein Cholesterin für den Menschen, und zwar für jede Rasse auf eine bestimmte Art und Weise.

Oder aus dem menschlichen Cholesterin werden Gallensäuren gebildet, die nur für das Verdauungssystem des Menschen funktionieren; aber die menschlichen Gallensäuren sind anders für das Verdauungssystem anderer Tiere; und jede Tierrasse hat ihr eigenes enzymatisches System, um das zu verarbeiten, was sie als Nahrung zu sich nimmt.

So, dass das Cholesterin von Kuh, Stier, Schwein, Hirsch, Fisch, Kaninchen oder Huhn, wird uns nicht dazu dienen, Kinder zu zeugen. Nur das Cholesterin von Hühnern wird für Hühner nützlich sein, oder das von Kühen und Stieren ist, um kleine Kälber zu zeugen. Cholesterin, das wir aus anderen Quellen zu uns nehmen, wird uns also in keiner Weise nützlich sein, sondern sich nur anhäufen; denn dieses Cholesterin ist dem menschlichen Cholesterin strukturell, aber nicht chemisch ähnlich. Aber durch den Verzehr von Cholesterin aus dem Fleisch anderer Tiere wird sich dieses Cholesterin im Blut ansammeln und einen Belag um die Blutkanäle bilden, der eine feste Mischung mit den "trans"-Fettsäuren und den gesättigten Fettsäuren, die aus dem gleichen Fleisch oder dem Fett, das mit der Milch der Kühe kommt, konsumiert werden, bildet. Da die pflanzenfressenden Lebewesen, die der Mensch tötet, um sie zu essen, Vegetarier sind, also Ziegen, Schafe und Kühe, und diese Tiere nomadisch leben, ist ihr Fett im Vergleich zu Schweinen und Hühnern stärker gesättigt.

Die Folgen dieser Aufnahme von verschiedenen Cholesterinklassen und von gesättigten Fetten ist, dass diese Plaque, die sich um die Blutkanäle bildet, den Querschnitt, d.h. die Volumenkapazität des Kanals verringert, was den Blutfluss einschränkt. Dadurch entsteht ein hoher Blutdruck, und der Herzmuskel wird belastet, da das Blut gleichzeitig zähflüssiger wird.

Dünnere Blutbahnen, wie z. B. die in den Augen, werden dem induzierten hohen Überdruck nicht standhalten können und es wird zu Blutungen kommen. Aber wir werden nur in der Lage sein, die kleinen Gerinnsel in den Augen zu sehen, aber wir werden nicht visuell erkennen, oder in welchem Moment diese kleinen Blutungen, die in der Prostata oder in den Milchgängen der Brüste aufgetreten sind, eine Zyste, einen Aporismus oder Wucherungen in diesen Körperteilen bilden würden. Würde sich dieses Gerinnsel aber als Thrombus in den Beinen bilden, könnte ein Herzinfarkt die Folge sein.

Oder die hohe Viskosität des Blutes wird dafür sorgen, dass dieses nicht opportun im Zentrum des Gehirns ankommt, und dort, wo der Hippocampus ist, wo sich die physische Datei des Gedächtnisses niederlässt; dafür passieren die Affektionen neurologischer Art, wie die Alzheimer- und Parkinson-Krankheit, um nicht zu sagen die Depression, die Angst oder die Schlaflosigkeit, die scheinbar ohne jeden Grund passieren.

Das Herz saugt das Blut an, so dass es mittels Unterdruck aus den Venen recycelt wird, und stößt es mit einer positiven Druckkraft in Richtung der Arterien aus. Die Bereiche, die am weitesten vom Herzen entfernt sind, sind die Beine; wenn also diese Kanäle aufgrund der geringeren Saugkraft in den Beinvenen verstopft sind, kann das Blut schwerer zum Herzen zurückgesaugt werden; deshalb gerinnt es und es bilden sich Krampfadern. Oder wenn diese Klappen in den Beinen verstopft sind, wird das Blut zwischen zwei Rückhalteklappen eingespritzt, wodurch sich eine Blutblase bildet und eine Blutung in der Vene entsteht, deren Zustand als Venenentzündung bekannt ist.

Die Beschädigung des Gangventils im Bein kann aufgrund des hohen Drucks den erwähnten Thrombus bilden; und dieses Gerinnsel wird frei durch die Blutnetze zirkulieren. Der Schaden durch die zerebrale Thrombose ist also offensichtlich; aber wenn der Schlaganfall hämorrhagisch ist, werden möglicherweise alle Gliazellen des Gehirns betroffen sein, und der Tod des elektronischen Körpers wird eintreten, weil der Geist nicht mehr in der Lage sein wird, seinen physischen Körper zu manövrieren. Aber wenn der Schlaganfall ischämisch ist, kann die Person gerettet werden, aber mit der Möglichkeit einer Behinderung mit einem Mangel, der geistiger oder motorischer Form sein kann.

Wenn sich aber diese fremde Cholesterinplaque bildet, werden die Blutbahnen starr und verlieren so die Flexibilität und Sensibilität, ihre Volumenkapazität automatisch zu erhöhen oder zu verringern. Diese fremde Cholesterinplaque erlaubt es den Kanälen also nicht, den hohen Blutdruck systematisch zu regulieren. Es entsteht also ein Ungleichgewicht, sowohl physisch als auch energetisch, das wir durch unsere Art und Weise oder skatologische Form der Ernährung mit dem Fleisch eines anderen Lebewesens verursacht haben.

Es wäre aber gut, wenn wir den Begriff Fleisch klären könnten. Hühnerfleisch enthält mehr Harnsäure als Säugetierfleisch, weil Vögel nicht urinieren. Vögel scheiden also mit ihren Ausscheidungen nur Harnsäure aus, die sie als weiße Substanz mit dem Kot entsorgen. Bei Säugetieren hingegen entsorgen sie ihren Überschuss in Form von Harnstoff über den Urin. Fische benötigen das Harnsystem nicht, da sie Wasser aufnehmen; daher entsorgen Fische ihren Überschuss hypotonisch in Form von Ammoniumsalzen.

Der Begriff Fleisch, bezieht sich auf eine Klassifizierung, die für Material gilt, das aus dem Fruchtfleisch von Landtieren, in der Regel Wirbeltieren, stammt, egal ob diese Säugetiere, Vögel oder Reptilien sind. Das Fruchtfleisch, das von Meerestieren stammt, wird als Fisch klassifiziert, während Krebstiere, Mollusken und andere dieser Gruppe als Meeresfrüchte bezeichnet werden. Aber sie alle sind Tiere, d.h. ihr Fruchtfleisch besteht aus Zellen, Cholesterin und Proteinen.

Das bedeutet, dass das Fruchtfleisch von Tieren, die als Lebensmittel verzehrt werden, unabhängig von ihrer korrekten biologischen Taxonomie, im allgemeinen Konzept Fleisch ist, da sie alle Zellen, Proteine und Cholesterin enthalten. Aber ob sie nun rot oder weiß sind, das ist eine andere Sache, denn die Farbe des Fleisches hat nur mit dem Atmungsprozess des jeweiligen Tieres zu tun. Rotes Fleisch kommt von Säugetieren, weil ihre Atmung durch den Blutkreislauf geht; daher ist im Blut von Säugetieren Myoglobin reichlicher vorhanden, und der Eisen-Porphyrin-Komplex des Myoglobins erzeugt die rote Farbe des Blutes.

Während das Mark von Amphibien und Vögeln weiß ist, weil Vögel und tauchende Amphibien ihr Atemsystem abwechselnd umstellen müssen, d.h. von aerob auf anaerob oder umgekehrt. Bei Vögeln ist der Atmungsprozess aerob, wenn die Vögel auf dem Boden sind, und anaerob, wenn die Vögel im Flug sind. Bei tauchenden Amphibien ist der Atmungsprozess aerob, wenn sie sich an der Bodenoberfläche befinden, aber anaerob, wenn sie zur Nahrungsbeschaffung in die Tiefe des Wassers tauchen. Fische, die in den Tiefen des Meeres leben, haben weißeres Fleisch, weil mit zunehmender Tiefe der Sauerstoff knapper wird.

Aber vielleicht liegt es an uns als Redakteuren und Lesern, diese wissenschaftliche Begründung zu verbreiten oder andere darüber zu informieren, damit eine neue Klasse von bewusster Menschheit entsteht oder versteht, dass es nicht notwendig ist, irgendein Lebewesen zu töten, um sich zu ernähren, aber auch nicht, sein Fleisch als wirtschaftliche Aktivität zu verkaufen. Denn gleichzeitig mit der Vermeidung des Leidens der Tiere, wird es möglich sein, das Leiden der Krankheiten zu lindern; aber auch, dass wir das Leben auf dem Planeten Erde retten werden.

Wenn wir das erreichen, können wir mehr Zeit für unsere wahren Ziele aufwenden, d.h. für unsere spirituelle Entwicklung, auf die alle Lebewesen ein Recht haben, weil wir alle vom großen Universum erschaffen wurden. Aber das Universum dehnt sich in Richtung des Nichts aus; und während es wächst, wird das Universum neue Galaxien erschaffen; und in jeder Galaxie werden neue Planeten gebildet werden. So, dass wir viele Räume und eine ewige Zeit zum Leben haben werden, weil der Geist nicht vergeht; aber auch, dass das Universum keinen Endpunkt in seiner Existenz haben wird.

ÜBER DEN AUTOR

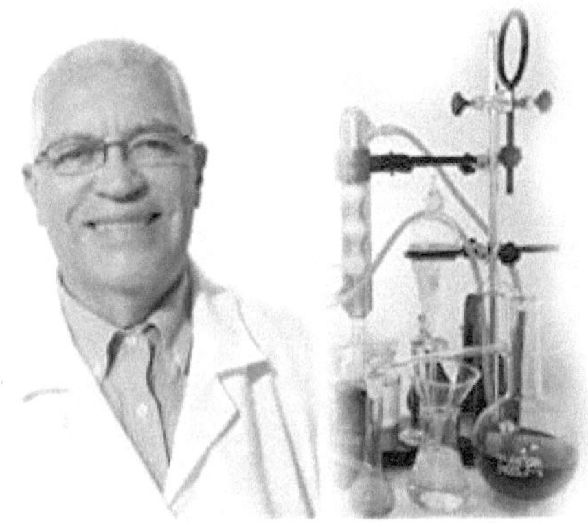

Abschluss an der Schule für Chemie, Fakultät für Wissenschaften der Zentraluniversität von Venezuela, mit einem Abschluss in Chemischer Technologie. Postgraduiertenstudium in Lebensmittelwissenschaft und -technologie. Spezielle Arbeiten über die Chemie von Naturprodukten und die Chemie von Krankheiten. Designer von chemischen Prozessen. Bücher: "Die Chemie des Krebses". "Die Chemie des Diabetes". "Der Herzinfarkt". "Der Alzheimer". "Die Chemie der Arthritis". "Die Chemie des Gedankens". "Die Chemie des Geistes". "Wie das Universum entstanden ist". "Die Expensalisten". "Warum Sie kein Fleisch essen sollten". "Die Mikrowelt". "Existiert Gott wirklich?". "Einspruch gegen Albert Einsteins Relativitätstheorie". "Die Zukunft erraten". "Der Irrtum der großen Wissenschaftler". "Leben in der Sonne". "Das Universum vor der Zeit Null". "Die Energie des Geistes". "Der Ursprung des Krebses". "Die Welt der Zellen". "Die Chemie der Krankheiten". "Das Teilchen, das das Universum erschuf". The Chemistry of Cancer, siebte Auflage. Die Chemie des Diabetes, sechste Auflage; Die Chemie des Herzinfarkts, vierte Auflage; "Die Chemie des Gedächtnisses"; Die Chemie der Arthritis, dritte Auflage. "Die schöpferische Kraft des Geistes". Das Teilchen, das das Universum formte dritte Auflage. "Die anfängliche Masse des Universums".

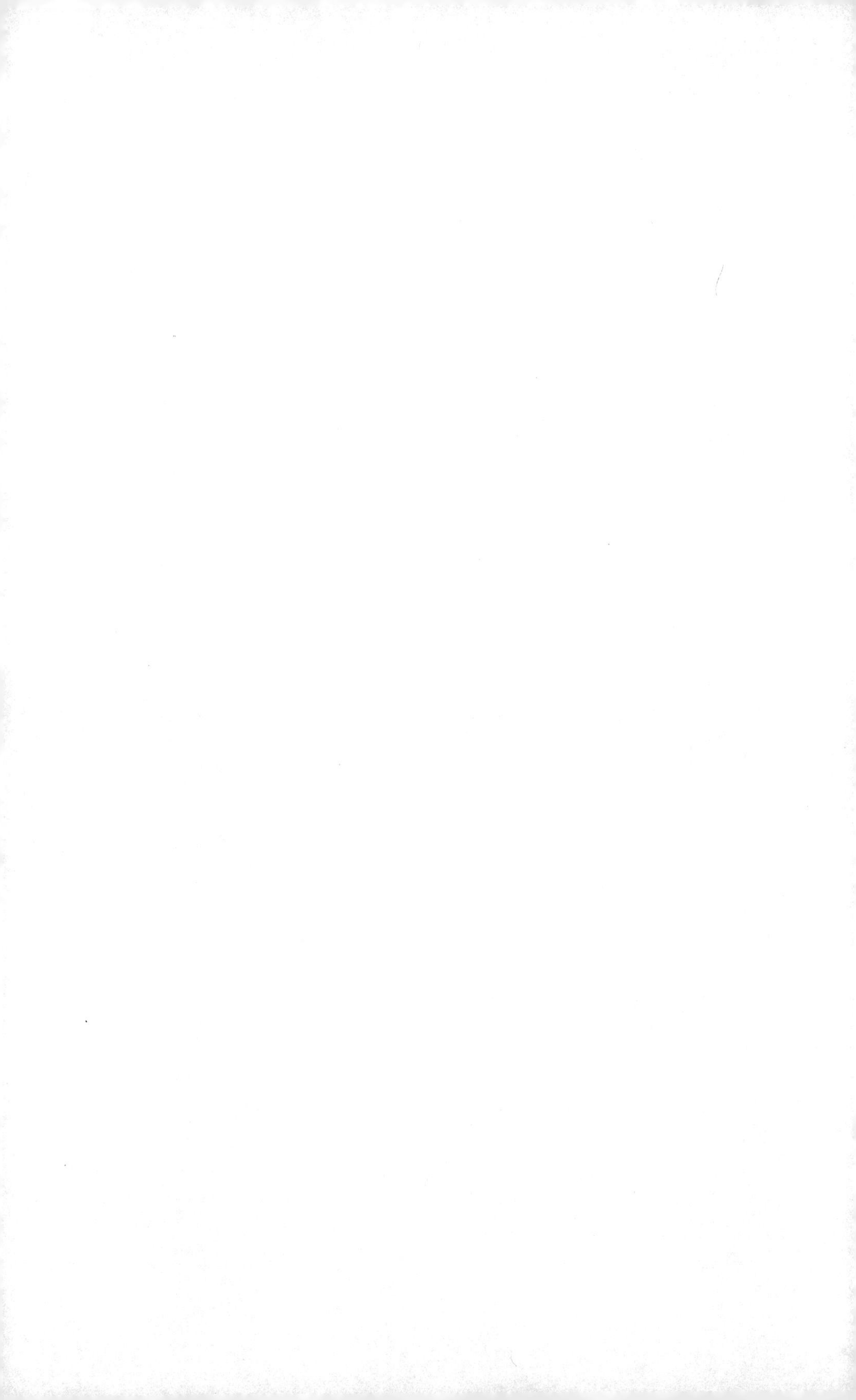

www.ingramcontent.com/pod-product-compliance
Lightning Source LLC
Chambersburg PA
CBHW020655160726
47991CB00003B/1189